SALUD INTEGRAL

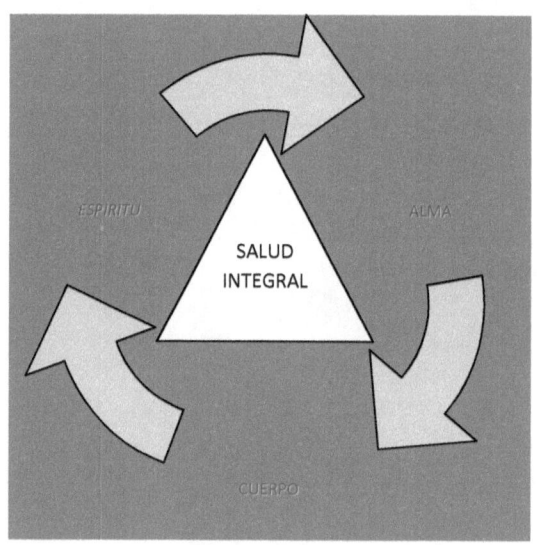

Como vivir más y mejor

Salud integral

Andrés Martínez

Lulu.com

Publicado por

lulú Publisher

Dr. Andrés Martínez

ISBN: 978-1-4583-8894-0

Miami Fl. USA

Primera edición 2011

Impreso en Estados Unidos.

Salud integral

Este libro no fue hecho para curar a nadie,
Solo para darle ideas sobre cómo alargar
Su vida y ayudarlo a vivir mejor.
Léalo del principio al fin
Y recuerde cuando pagamos un libro,
Solo pagamos el costo de
Impresión no lo que lleva adentro.

Dedicatorias:

A Dios el primero en todo.
A mi hermosa familia compuesta por mi esposa e hijas,
A mis maestros desde el jardín de infantes hasta este día.
A mis amigos médicos en cualquier parte del mundo.
Y a usted es la razón principal por la que escribí esto,
ponga su nombre aquí por favor._____

Contenido

Ojo: Este libro no tiene números en las paginas es a propósito, por hacer algo diferente.

Prologo

Después de una carrera como medico en mi país de origen (Rep.Dom) y varios años de ejercer como técnico de psiquiatría y medico, en varios hospitales de Estados unidos, aunando esto a la experiencia de trabajar en diferentes etapas con grupos deportivos en mi país y con grupos cristianos, he llegado a la conclusión de que puedo aportar un grano de arena al bienestar humano. El cuerpo, el alma y el espíritu son los tres grandes componentes del ser humano, el descuido de una de estas tres áreas, daña las otras dos y por lo tanto crea un círculo vicioso que termina lastimando todo el ser.

Algunas veces veía un paciente en la emergencia que había visitado a varios médicos entre ellos, especialistas con un problema aparentemente incurable y una carga de medicina para casi cada síntoma que tenían, después de una conversación profunda sobre su vida y un par de semanas de visitas el paciente comenzaba a mejorar a disminuir las medicinas y algunos llegaban incluso a revertir completamente el problema que tenían.

Actualmente después de varios años, la experiencia y el estudio, me han llevado a la conclusión de que nuestra salud es algo más que un problema de desbalances químicos y que depende de cómo nos manejamos a nosotros mismos y como nos manejamos en relación con los demás componentes del universo, un ejemplo de esto es el tratamiento para niños con problemas de desarrollo del habla en un rancho de la florida donde montando los niños en caballos según una psicóloga, se les estimula el sistema vestibular y la mayoría se mejoran en un 90%. Hay otros tratamientos con delfines, perros etc.

Demostrando esto que las fronteras de nuestra salud, van mas allá de lo que nosotros creemos o hemos pensado por los últimos mil años, dependemos para vivir más y mejor de todos los componentes de nuestro ser y del medio ambiente que nos rodea. Espero lo disfruten y su lectura les añada diez años de vida, si esto sucede estaré mas que complacido y seguro de que usted estará bien agradecido de que haya caído en sus manos.

INTRODUCCION:

Cuando nos ensenaron en la escuela en nuestras primeras clases de Anatomía y Biología sobre nuestro cuerpo lo primero y más importante que nos decían o aun le dicen a los niños es que nosotros estamos compuestos de cabeza tronco y extremidades, lo cual no es una mentira, pero ya eso, nos condiciona a vernos solos como entes materiales, luego vino la fisiología donde se nos hablaba de la célula, su funcionamiento y su duración, somos un componente de millones de células algunas que se regeneran otras no.

Así fuimos aprendiendo que tenemos más de 10.000.000.000 de neuronas, que nunca se regeneran y que son los cables que conectan y transmiten todo lo que sentimos y hacemos a través de unas líneas llamadas nervios, en fin nuestros glóbulos rojos y su maravillosa función y otros millones de microsistemas que funcionan y dan vida a órganos más grandes y menos complejos que los micro sistemas celulares que los componen.

La medicina como ciencia es una de las carreras que más ha avanzado, pero dentro de ese avance se ha empeñado en ver al hombre como una mezcla de fluidos y echarle la culpa al desbalance de estos cada vez que se manifiesta un proceso anormal en el organismo. ¡Pero! ¿Que de los procesos Psicosomáticos?, ¿que de las situaciones espirituales?, uno de los errores más grandes que comete nuestra moderna sociedad, es pensar que todo se resuelve con píldoras o inyecciones, entremos en el maravilloso mundo del ser interior que todos, cargamos en este cuerpo de carne y hueso o que quizás el nos carga a nosotros y descubriremos que mas allá de las descompensaciones orgánicas y de las pastillas, sin quitarle sus meritos, nosotros tenemos la capacidad de regenerarnos a nosotros mismos y que los recursos más grandes nos son dados de manera gratuita por la naturaleza. Aventurate, conmigo en las páginas de este libro y te darás cuenta que tú mismo te puedes enfermar o sanar.

¡Todo depende de ti!

Salud integral

¿Por qué salud integral?

Porque somos espíritu, alma y cuerpo y porque uno de ellos no puede estar bien, si el otro no lo está. A continuación hare una historia de la vida real.

Al ejercer medicina en mi país, recuerdo haber recibido una paciente en la emergencia de la clínica en la que trabajaba, en el momento, se veía bien delgada, sin ánimo, y su principal queja era un angustiante dolor de cabeza, si mal no recuerdo aquella joven señora pasaba apenas los treinta años de edad, se había desesperado y la secretaria la había enviado a la emergencia debido a la queja que ella tenía por el dolor de cabeza, después de tomarle la presión arterial y medir su azúcar en sangre procedimos a inyectarle un analgésico, de los que usualmente usábamos en alguno que otro paciente con dolor, de los que nos caían por la emergencia, le mande a hacer una batería de análisis como le decíamos en la época, y mientras llegaban algunos de los resultados preliminares, procedí a conversar con ella y su familiar que era su padre, en algún punto de mi carrera, descubrí lo importante que era hablar con el paciente y dejarlo entrar en cierto nivel de confianza donde se sintiera cómodo, usualmente muchos pacientes después de cierto tiempo me hacían la historia de su vida, si los dejaba, a apenas minutos de haber comenzado a hablar y muchas veces era la primera vez que llegaban por la consulta de emergencia, allí en el escritorio, conversamos, me dijeron que había estado con varios especialistas entre ellos un neurólogo, sacaron toda una serie de análisis, de orina, de sangre etc.

Placas de cabeza bueno en fin a la paciente le habían hecho de todo y nadie sabía de dónde venía el dolor de cabeza, en medio de la conversación descubrí que los problemas habían comenzado poco después que la paciente se separo de su esposo, por problemas de celos de este, se había ido a su casa el esposo la asediaba, ella había dejado de comer, de dormir, comenzó a perder peso, fue acusada de estar infectada con virus de la inmunodeficiencia humana, aunque sucesivos análisis habían salido negativos, se estaba tratando como paciente infectada la espera de que en algún momento fuera positiva esto la hizo hasta intentar el suicidio, por lo que ya le habían dicho que la llevarían a la capital a donde un psiquiatra, lo cual aumento su estrés, le incremento la anorexia (pérdida de apetito) la falta de sueño y ya algunos en la familia tampoco dormían por temor a "que cometiera un error", esto hizo los dolores de cabeza insoportables, uno de mis amigos en el centro médico era muy buen médico por lo que alguien le sugirió que la llevaran allí al centro médico cristiano, que así se llamaba la clínica para ese entonces, por varias razones más la gente iba al centro, a la familia se le acabo el dinero y esta era una clínica de bajo costo para ayudar al pueblo, por eso cerrábamos todos los años en rojo, por otro lado éramos cristianos casi todos los empleados, así que siempre alguien terminaba orando por los pacientes, una enfermera algún técnico de laboratorio. Muchas veces vi pacientes que llegaron allí como una última opción, en este caso eran dos ella y el padre, así que por eso llegaron, éramos su ultima opción. La secretaria de la clínica, me la envió a la emergencia por que mi amigo el médico Dr. B. tenía demasiada gente en, fila, ella le comunico el caso, ella no quiso ver otro médico de consulta, porque ese era, el que le habían dicho, le solucionaría el problema. Como después de una hora, el médico no la había visto la paciente se desespero, así que él dijo llévasela a Martínez y que la atienda en lo que yo acabo, que yo iré a verla allá, esta técnica nunca fallaba, ya que el paciente, esperaba pacientemente mientras le tomábamos la presión y le hacíamos algunas escaramuzas y así nadie se iba, a mi me convenía por que luego mucha gente termino siendo paciente mío, allí en la emergencia fui descubriendo cosas, las que el padre decía y las que ella discutía con el, frente a mí, este ciclo hay que romperlo me dije a mi mismo, seguimos conversando, le dije al papa que saliera un rato y quede conversando con ella con la puerta abierta, aquella paciente confeso muchas cosas que nunca le había confesado a nadie, ya para ese tiempo el dolor de cabeza se había ido ayudo el medicamento pero sé que el haberse desahogado también, llame al padre de nuevo le asegure que si los análisis salían bien como los que ellos habían traído, todo saldría bien y que ella se sanaría, no que mejoraría, si no que se sanaría, es difícil como medico hacer este tipo de aseveración pero sentí decírselo, arriesgarlo todo, dar una patada de fe y hacerlo lo hice varias veces y debo confesar que nunca me fallo, llegaron los análisis todos bien, les dije que si querían ver al amigo mío, el los vería más tarde.

Me dijeron que preferían quedarse conmigo así que notifique a la secretaria y con el consabido permiso seguí adelante, le quite toda la medicina que tenia, analgésicos, antivirales carísimos y otras tantas cosas le dije detén los antivirales, le mande complejo B inyectable, ataque las neuralgia en su base para derrumbar el dolor de cabeza, le dije todo cambiara, llame una enfermera hicimos una oración por ella, confesó que algo pesado se había ido de sobre ella, le dije ven con tu esposo la próxima vez me dijeron que el no vendría, porque era machista inténtalo le dije si no viene yo lo hago venir, me estaba metiendo en camisa de once varas, como decimos en mi país cuando uno se complica un poco por ayudar a alguien, le mande unas pastillas para dormir pero le dije solo por tres días pues ella dormiría bien le asegure, una semana más tarde la mujer llego estaba mas aumentada de peso, había recuperado sus libras y dormía mejor el hombre decía que no vendría así que pedí el numero de la casa me habían dicho que era un campesino bruto aclaro campesino bruto por qué no todos los campesinos son brutos, para mi entender hay gente con títulos académicos que son brutos en fin, me dieron el numero y me dijeron que tuviera cuidado porque siempre andaba armado con un cuchillo y era bocón, debo decir que la paciente se veía mejor se veía más vigorosa, una de las cosas que me confesó era que su esposo la acusaba de no servir como mujer porque sus partes eran anchas esto le había causado un daño emocional irreparable así que le dije que haría que un cirujano amigo mío la chequeara, fue evaluada, el sugirió una cirugía para repararla, en este tiempo en lo que transcurría todo llame al hombre a la casa el se había quedado en la casa con los chicos y ella se había ido a casa de sus padres, el hombre se me hizo el difícil lo llame de la clínica para que no tuviera excusas y lo trate todo el tiempo como médico, a ver si lo intimidaba un poco, el hombre pensé,

quizás no respete al hombre pero si al profesional, así
que trate de convencerlo, no quiso se negó así que
después de conversar amigable y profesional con él le di
por donde no le gusta a los machos que se les dé por su
hombría y le dije que el no venia por qué no se sentía lo
suficientemente hombre para hablar de hombre a
hombre con otro hombre, que si quería su esposa debía
venir aquí, ya me habían dicho que andaba dándole
vueltas después que vio el cambio, le sugerí que viniera
que mi deseo era ayudarlo, pero que como medico, si a
ella le pasaba algo el caería preso, ya me sentía hermano
de esta mujer, por eso hablaba así, le di una fecha sabía
que había mordido el anzuelo, así que el día indicado
aunque no me aseguro que iría llego, el enfermero de
turno me aviso doctor lo buscan, lo vi, lo salude efusivo,
el hombre estaba frio y un poco evasivo, lo hice entrar a
la oficina de la emergencia le dije al enfermero estate
atento, el tipo andaba con su cuchillo al aire, no me dio
miedo, mi mama siempre dijo que nunca había visto a
un hombre comerse otro, así que eso me hizo nunca
temerle a nadie , claro mentiría si dijera que no sentía
temor, pero estaba en las manos de Dios, me le presente
como medico como cristiano, le di las gracias por haber
venido y que eso me hacía sentir muy bien, le hice una
historia sobre su apellido le dije que tal vez éramos
familias aunque el hombre parecía un poco

infranqueable notaba que sus murallas comenzaban a caer, continúe dándole una noticia que le gustaría, pues estaba asustado pensando que su mujer estaba realmente enferma de sida como decían allá, le hable de esto de lo importante que era, luego le entre a un tópico más importante le pregunte si era buena madre, me dijo que si, si era buena cocinera me dijo que si, se relajo y entonces me di cuenta que debíamos hablar de cosas más profundas, debo decir que aquel hombre salió de aquel lugar reconfortado hice una cita hable con los dos y al salir del país estaban juntos otra vez, el hombre de verdad no era rudo, nunca había tenido nadie en quien confiar, el padre de la mujer me llevaba cosas del campo, me invitaron a varias fiestas las cuales decline con buenas excusas, note que el papa de la mujer luego trajo una hija más joven a la consulta que estudiaba enfermería le conocí las intenciones, los deje hablando con mi amigo el enfermero el cual les hizo saber que era casado, eso lo supe después que preguntaron esa información, meses después Salí del país, en esos años de médico de emergencia, tuve varios casos, gente que daba vueltas por varios especialistas, problemas que solo se resolvieron conversando, no todos fueron totalmente exitosos, pues siempre depende de que tanto la gente esté dispuesto a poner de su parte.

Esa es la razón de este libro, podría hacer varias anécdotas, pero esta le puede servir, hay situaciones que crean círculos viciosos, un hábito, que se hace mal habito, dormir, de trabajar de alimentarse, de pensamiento, puede ser el inicio de un ciclo de cosas que vaya empeorando cada vez más.

 Los síntomas de los cuales la gente se queja a diario, muchas cosas tienen un origen psicológico o emocional, por eso la importancia de la semiología medica, es una pena que gran parte del respeto que la medicina ha perdido hoy en día y que haya hecho que tantas cosas hayan cobrado valor muchos naturistas que solo hacen negocios, productos patentizados que prometen cambiarle la vida, limpiándole la sangre, el hígado y cuantas cosas más, métodos antiguos que proponen por si solos hacerlo todo de nuevo y nos olvidamos que somos algo más que enzimas y hormonas que responden a estímulos externos o internos y que mantienen reacciones en cadenas que mueven miles y miles de metros de nervios y músculos, que están bien articulados dentro de nosotros unidos a una central llamada cerebro. Por eso se escribe salud integral, porque somos seres integralmente compuestos, por partes inmensamente pequeñas, que crean impulsos que mueven a otras y estas a su vez a otras, de mi época de estudiante de medicina, recuerdo haber visto las células como inmensas centrales azucareras dentro de espacios increíblemente pequeños, recuerdo el nodo sino auricular, donde se genera la electricidad, que mueve el musculo cardiaco con sus cámaras y que impulsa 5 litros de sangre por toda la red de vasos de nuestro sistema en un circuito complejo, que es la envidia de la mejor red eléctrica del planeta, el nodo sino auricular mantiene esta planta funcionando, minuto a minuto, hora a hora, por toda la vida que duras y soportando y ajustándose a todos los cambios repentinos y lentos que nosotros vamos provocando, por nuestras emociones nuestros hábitos y por el medio ambiente, algunos de ellos los cuales nosotros mismos no podemos controlar.

El espíritu:

De donde procede la vida

Todos nosotros poseemos un aliento de vida, el cual
es el que sostiene todo lo que somos. Esta parte de
Dios en nosotros es la que nos hala hacia arriba y es
esa parte que en tiempos de dificultades, hace que el
hombre aun en épocas remotas el hombre busque
ayuda en el sol, en la luna o en elementos naturales y
haga de ellos un Dios. Es el espíritu lo que lleva al
hombre hacia la adoración. Usualmente el hombre
tiene un conflicto interno donde el espíritu y el alma
manejan una lucha constante, el alma es atraída
hacia las cosas materiales y en esto tiene un gran
aliado en el cuerpo, ya que ambos funcionan en lo
que se ve sé y siente, el espíritu atrae hacia arriba
hacia la divinidad, la divinidad debe ser aceptada no
entendida, cuando una persona tiene debilidad
espiritual siente un gran vacío en su vida y trata de
llenarlo con diferentes cosas que producen alegría

momentánea, pero que no satisfacen, porque no es lo que alimenta al espíritu, para tener un espíritu saludable se recomienda tener buenos hábitos espirituales, orar, meditar, leer la biblia, evitar las conversaciones corrompidas, cuidar lo que miramos y donde vamos. Por otro lado nuestro espíritu es sumamente sensible, se apaga ante el mas mínimo conato de lucha, por eso debemos cuidarlo.

El alma:

fuente de las emociones

Maneja las Emociones:

Las emociones salen del alma no podemos vivir sin ellas, somos seres emocionales, son parte de nuestro existir. El problema es cuando no podemos manejarlas y nos dejamos manejar por ellas. Podemos reír, gritar, llorar, tener ira, etc. Todo esto es parte de nuestras vidas. El problema es cuando la ira se nos escapa de las manos, si reímos cuando no debemos reír o lloramos cuando no debemos llorar.

Una de las cosas más difíciles es cuando no actuamos si no que reaccionamos. Realmente en la vida los seres humanos debiéramos pensar antes de hablar, pensar antes de accionar prepararnos con anticipación para los sucesos, como perdida de trabajo, la muerte, divorcio, separación de familiares, etc.

Pero que sucede cuando nos agarran desprevenidos, es muy difícil saber cómo actuara un ser humano, cuando es tomado por sorpresa por algunas situaciones de esas que nos agarran de sorpresa.

La ira: En su libro victoria sobre las emociones (June Hunt) define esta emoción como *" una fuerte emoción de enojo que surge cuando no se cumple una necesidad o expectativa"*, es natural airarse, pero debemos tener cuidado, cuando se nos va la mano, podemos hacer cosas de las cuales luego nos arrepentimos, lo curioso es que muchas de las veces en las que se narran situaciones dolorosas son situaciones en las que ya la persona que cometió el error sabia o de alguna manera preveía que algo anormal estaba sucediendo y aun así no se preparo emocionalmente para una mejor salida Ejemplo: el esposo que sabe que su esposa le ha estado siendo infiel o lo sospecha y decide atraparla en el acto mismo para quitarle la vida. En vez de asegurarse de lo que pasa y buscar ayuda legal o de consejería.

**"El necio da rienda suelta a toda su ira,
Mas el sabio al fin la sosiega".**
      Proverbios 29:11

¿Ha habido un momento en que la ira le ha nublado la mente de tal forma que después trato de recoger sus palabras para atrás? Creo que la gran mayoría hemos estado ahí. Y créame si hay algo que no se puede recuperar son las palabras que se dicen, eso y la vida humana, por lo tanto debemos ser cuidadosos cuando actuamos para hablar o cometer un acto que le quite la vida a otra persona. Se dan algunas técnicas para evitar esas situaciones, contar hasta diez, respirar profundo, irse del lugar.

Yo doy uno que creo muy bueno, imagínese que haría en tal o cual situación, cada vez que lo haga pensara diferente y vaya siempre seleccionando la mas ecuánimes de las soluciones que le lleguen.

Por ejemplo: Piense que hago si me votan del trabajo, o si tal persona me grita duro, si alguien se me atraviesa en un carro, en fin múltiples situaciones, por veces pensara en decir una palabra obscena, gritarle al otro, pero poco a poco su mente se acondicionara a pensar, como accionar en situaciones difíciles e imprevistas y esto le rendirá múltiples beneficios.

No se sobrecaliente cuando algo le está pasando, salga de la escena, es permitido huir en situaciones así.

Aquí hay algunas claves para identificar la ira escondida:

¿Siente que algo o alguien le molestan?

¿Sonríe por fuera cuando se duele por dentro?

¿Se irrita por cosas simples?

¿Se frustra con facilidad?

¿Siempre le gusta decir la última palabra?

Cuatro cosas se identifican como origen de la ira:

1- Dolor ,

2- Injusticia,

3- Temor,

4- Frustración

Hay un aura que avisa cuando la marea está subiendo.

Si se encuentra en alguna situación en la cual identifica algunas de estas cuatro cosas, prepárese por que el volcán puede eructar. Hay cosas que son evitables y que cuesta menos tiempo y recursos evitarlas que luego arreglarlas o curarlas.

El temor: cuando éramos chicos experimentamos algún tipo de emoción que nos impedía funcionar normal en determinado tipo de situaciones, nuestro corazón se aceleraba si veíamos un perro muy grande, o nos quedábamos en un lugar a oscuras, si veíamos una serpiente, una araña, las mujeres un ratón, o si pasábamos cerca de un cementerio.

Todas estas situaciones y muchas otras más hacían que Cambiáramos de color, se nos aceleraba la circulación, los ojos parecían salirse de las orbitas, los pelos se paraban. Y aun hoy en día casi todo ser humano experimenta situaciones como estas a las cuales se le llama temor. Cuando ese temor no tiene explicación se le llama fobia, ahora de adultos muchos le tienen temor a las alturas, a los lugares cerrados, a cierto tipo de animales, a los lugares con multitudes, etc.

Hay técnicas para desensibilizar a las personas, las cuales son aplicadas cuando se visita un psicólogo.

¿Pero que podemos hacer nosotros?, hablarnos a nosotros mismos es una buena terapia, ir dejando el cuarto a oscuras poco a poco es otra en el caso del miedo a la oscuridad, ir a la casa de amigos con perros o ciertos tipos de animales e ir tocándolos poco a poco ayuda a desensibilizar, pero lo más importante es trabajar nuestra mente, para los que conocen la oración este ha sido un método bien efectivo, si no lo conoce busque un psicólogo o consejero cristiano el cual le ayudara.

Algunos usan técnicas de hipnosis, terapias de grupo etc. Cualquiera sea lo que se haga debemos pensar que fuimos creados para gobernar, para controlar y no ser controlados. Aclaro no creo que la hipnosis sea un método adecuado para curar nada.

Pero para ello debemos comenzar por controlar nuestros miedos ya que ellos nos impiden avanzar o caminar por sendas para las cuales estamos destinados a caminar.

Los animales perciben nuestras descargas de adrenalina y muchas veces eso hace que ellos reaccionen, hay una técnica para evitar que un oso lo destroce, es hacerse el muerto y prácticamente no respirar mientras lo olfatea, mucha gente al ver un perro corre esto hace que el animal le corra detrás, en fin esto es un tema complicado pero sea a lo que sea que usted tema déjeme decirle que siempre hay una manera de vencer ese temor.

Es importante entender, que la fuerza más importante contra el temor, descansa dentro de, nosotros, la biblia dice que el amor echa fuera el temor y yo añado creer que somos especiales e importantes, confiar que somos algo más que el producto de un proceso evolutivo, nos da la fuerza para vencer cualquier circunstancia y alcanzar el propósito para el cual fuimos diseñados.

La tristeza:

Defino tristeza como estado emocional, que destruye la sonrisa, y que mantenido por mucho tiempo, prepara las células para ser susceptibles al cáncer y el cuerpo a creerse enfermo.

Muchas situaciones nos causan tristeza, la separación, la muerte de un ser querido, el anuncio de una enfermedad, cuantas cosas a veces sentimos tristeza por un acontecimiento que aconteció hace años. Sentirnos tristes es algo natural en un momento determinado, pero extender esa tristeza por mucho tiempo puede ser dañino muy dañino, debemos sobreponernos a ellos, recibir el consuelo de otros, las palabras de aliento y entender que la vida debe seguir, en este tiempo los consejeros profesionales son de mucha ayuda, la fe provee una ayuda incalculable, a través de la oración y el compañerismo de otras personas.

Evite sumergirse en la tristeza, mucha gente lo hace y esto lo lleva a deprimirse y a de ahí al suicidio.

Otra salida a situaciones de tristeza puede ser el cambio de ambiente, sea laboral o vivienda, deshacerse de los objetos que traen dolor, y una vez más hablarle al alma, cuando es la pérdida de un trabajo o un negocio creer que podemos conseguir algo mejor.

Siempre se le puede encontrar la parte positiva a una situación y cuando no se pueda simplemente hay una palabra que se llama resignación, hay cosas en la vida que simplemente no podemos cambiar. Como la muerte por ejemplo o la pérdida de un miembro del cuerpo.

La culpa, complejos, ansiedades etc. Debemos mirarlas y entenderlas como lo que son emociones negativas, se llaman así porque nos restan, para solucionarlas, debemos buscar el inicio y evitar culpar a otros siempre por lo que ha pasado y ver qué podemos hacer, para mejorar nuestras reacciones, manejarlas y no permitir que ellas nos manejen a nosotros, la meditación, la lectura de la biblia, la oración, en fin todo lo que tiene que ver con la fe, camina a la vanguardia en la solución y el manejo de estos problemas, las enseñanzas de Jesús, Siguen siendo las más actualizadas para lidiar con las emociones especialmente en la biblia en el libro de San Mateo Capítulos 5,6 y 7, Jesús nos dejo grandes enseñanzas que siguen vigentes al día de hoy.

¿Por que las enseñanzas de Cristo tienen tanta vigencia hoy? Yo respondería, porque fueron basadas en el amor, pero no cualquier tipo de amor, el amor sacrificial que llevo a Jesús a la cruz del calvario, para darse por los que aun no habían nacido.

Hay varios tipos de amor: estos tres son los más conocidos.

1) Amor Eros,

2) amor fileo.

3) amor ágape.

El que necesitamos cultivar para vivir sobre las emociones es el Ágape, es ese amor que no es negativo ni busca lo suyo, que no se deja controlar por el alma si no que la controla a ella, el apóstol Pablo lo define muy bien en 1 de Corintios cap: 13 uno de los capítulos más hermosos de las sagradas escrituras, si dedicamos tiempo a estudiar, este tipo de amor y dejar que cubra nuestros sentimientos y nuestras emociones, experimentaremos un cambio que nunca habríamos experimentado de otra forma.

Es el amor que perdona, que apacigua la ira y es el perfecto amor que echa fuera todo temor. No hay nada que se pueda resistir al amor ágape es el amor divino que el hombre puede generar perfectamente y que le ayudara a poner en práctica las enseñanzas de Jesús.

Enumere tres emociones negativas y busque ayuda profesional sobre cómo lidiar con ellas: ejemplo: Celos, ira, etc. Mientras consigue ayuda busque una biblia y vea que le dice sobre cómo lidiar con ellas, La biblia es el mejor manual de salud emocional y espiritual. No culpe a nadie por lo que le sucede.

_____

_____

_____

A continuación unos consejos sencillos y prácticos pero efectivos:

Algo para empezar

1-No fume, piénselo, no tiene sentido, endurece las arterias, tupe los pulmones y envenena el medio ambiente o ¿tiene usted complejo de asesino o chimenea? Si decide seguir haciéndolo, búsquese un lugar y hágalo solo, nadie tiene la culpa de que usted no se pueda controlar.

2-No beba alcohol, si bebe, beba vino rojo en moderada cantidad y después de comer carnes rojas, le ayudara a digerirlas.

3-Ríase varias veces al día, ríase solo, ríase en grupo, pero ríase de vez en cuando invéntese algo para reírse.

4-Deténgase, de vez cuando, dese cuenta del cambio de estación, perciba si hay más o menos pájaros.

5-Párese y huela una flor, observe un lagartijo, analice filosofe si es que el lagartijo hace ejercicios, o trata de tumbar el árbol o quizás esta emocionado por que lo ve a usted mirándolo.

6-la vida es una sola y está hecha para vivirse en largos espacio de tiempos llamado días, vívala un día a la vez.

7-no corra de mas, no maneje de mas, no coma de mas, no haga nada de mas, recuerde quien mucho abarca poco aprieta, que prefiere abarcar o apretar.

8- saque un día al mes y vaya a un lugar donde halla patos o palomas y alimente los pájaros y si puede trate de hablar con ellos, no importa si le dicen loco, un día uno le dará una idea que cambiara su mundo y probablemente el mundo.

9- Sea Marido de una sola Mujer, le ahorrara problemas. Las estadísticas dicen que las personas casadas duran más, una clave para ser un casado feliz es no esperar si no dar, muéstrele esta parte a su conyugue, si logran entenderlo ya este libro ha cumplido su cometido.

10- No tenga más de 1 trabajo, si tiene más de uno trate que sea medio tiempo y cerca de su casa. Mucha gente tiene más de dos o tres trabajos y no vale la pena cuando se pone en balanza. Estar activo no significa estar productivo.

11- Lea, haga de la lectura un habito, si se aburre leyendo consiga libros en discos o casetes, y escúchelo.

12- Escuche música los seres humanos somos seres musicales, a todos nos gusta algún tipo de música, tenga su propio archivo de música.

13- Medite, saque tiempo para pensar, anticipe posibles situaciones, piense positivo, saque un lugar quieto con buena temperatura y sin ruidos y piense debemos detenernos y pensar.

Somos algo más que huesos, ligamentos, músculos y líquidos.

Entonces Jehovah Dios formo al hombre del polvo de la tierra, y soplo en su nariz aliento de vida y fue el hombre un ser viviente.

Somos un espíritu y un alma unidos dentro de este complejo armazón, lleno de sensores que se conectan de una manera fabulosa al órgano más grande que poseemos y que nos recubre totalmente llamado piel, a través de este órgano sentimos pero también respiramos y hacemos un intercambio con el medio que nos rodea no solo el físico pero también espiritual.

A cuantos no se les ha puesto la piel de gallina al entrar a un lugar, otras veces sientes la tensión que se respira en el ambiente, si no te has dado cuenta lo sientes a través de tu piel y ella es la primera que delata lo que pasa por dentro y es la que conecta lo que sucede por fuera con lo que se siente por dentro, por eso los cambios de color, las sudoraciones y en fin una gama de cosas que suceden cuando algo pasa alrededor de nosotros.

Somos

Somos algo más

Que un complejo sistema de agua,

Enzimas, hormonas y grasa,

Que interactúan

De una manera prodigiosa y perfecta.

Somos vida, somos música, somos complejos

Espíritu, alma y cuerpo.

Cabeza tronco y extremidades.

Consciente, subconsciente o inconsciente.

Somos materia y no materia.

Lo invisible nos mueve y movemos lo invisible.

En fin somos todo y somos nada

Somos lo que queremos ser,

y a veces no queremos ser

Lo que somos.

Andrés Martínez

El corazón

Todo en nuestro sistema actúa perfectamente
coordinado. Nuestro corazón es una bomba maravillosa,
que funciona desde el primer momento que conocemos
la vida en el vientre de nuestra madre, allá cuando
somos aun algo microscópico, invisible al ojo humano,
late de 60- a 100 veces por minuto algunas veces hasta
mas de acuerdo a como nos sintamos, si estamos
asustados, excitados, si corremos, en fin es un siervo
obediente que se pasa la vida trabajando sin coger un
segundo de descanso, siempre respondiendo a todos los
estímulos que nos llegan imagínate una bomba que
bombea 5 litros de un liquido más pesado que el agua
por segundo a través de una red tubos de varios
kilómetros de largo y cada cantidad de metros de esos
tubos tienen diferentes tamaños grosor y consistencia,
después de varios anos 50 0 60 terminamos con millones
de litros bombeados es increíble por que el hombre hace
maquinas que bombean agua en canales de riesgo y esas
maquinas cada cierta cantidad de anos necesitan ser
cambiadas.

Nuestro corazón resiste todo tipo de demanda durante toda una vida y aun así funciona y funciona sin parar, cuándo viene a hacerlo, créamelo no es fácil la presión que ha aguantado.

Consejo#1: Trata bien tu corazón y Mantenlo feliz.

La mayoría de los niños nace con un corazón sano y es importante que mantengas el tuyo en buena forma. Aquí tienes ejemplos de lo que puedes hacer para ayudar a mantenerlo feliz:

Recuerda que tu corazón es un músculo. Del mismo modo que necesitas ejercitar los músculos de las piernas y los brazos, también necesitas ejercitar el corazón. El ejercicio regular es una excelente manera de mantener a tu corazón en forma. Hacer al menos de 15 a 20 minutos de ejercicio diario le darán a tu corazón el entrenamiento que necesita para lograr ser lo más fuerte posible.

El consumo de una variedad de alimentos saludables es excelente para tu corazón. Evitar muchos alimentos grasos mantendrá también feliz a tu corazón.

¡Aléjate del tabaco! Fumar es malo para todas las partes de tu cuerpo y especialmente para el corazón. Tu corazón y tus vasos sanguíneos detestan los cigarrillos porque fumar hace que les cueste más realizar sus tareas.

Fumar enturbia los pulmones, ellos necesitan estar claros para realizar sus funciones, los químicos del cigarrillo tienen unos, 599 adictivos aprobados por el gobierno y al quemarlos se producen unos 4000 o más.

También fumar endurece las arterias, para funcionar bien nuestro organismo necesita arterias elásticas, Saludables, que permitan el fluido de sangre oxigenada a los distintos órganos de nuestro cuerpo.

Debemos cuidar el corazón, es la pequeña maquina que se encarga de enviar la sangre a todo el cuerpo. Como dice el proverbista, "sobre toda cosa guardada, guarda bien tu corazón, porque de el mana la vida". Así pues, tu corazón no es lo que te hace sentir feliz o triste y no tiene escrito "sé mío" - pero aun así sigue siendo una parte asombrosa de tu cuerpo. Todos tenemos un corazón físico y un corazón espiritual uno descansa dentro del otro, según camine el invisible, caminara todo lo otro.

Sin él visible, sería imposible que tu sangre se moviera por tu organismo. Sin él, no habría lab-dap. Sin él, ¡no podrías vivir! Antes de que nacieras ya bombeaba sangre y seguirá bombeándola durante toda tu vida. Así pues, ¡cuida bien de tu corazón y él cuidará bien de ti!

El expresa cuando estamos asustados, tristes, alegres, por eso debemos cuidar nuestras emociones porque, aunque son buenos los adrenalinazos fisiológicos, pero muy a menudo y por largo tiempo lo hacen trabajar de más y a la larga esto es dañino.

Por esta razón aunque las píldoras son importantes, como medico lo sé, no podemos hacer de ellas el centro de bienestar. Sé que es lo más fácil tomar un vaso de agua, o de algún jugo, con varias píldoras Para controlar varios achaques al mismo tiempo, pero que bueno seria. Si al mismo tiempo nos esforzamos por caminar un par de millas al día, sacar un rato para meditar frente al mar o en algún lugar en solitario, sacar un rato para

conversar sobre cosas positivas mientras tomamos un te, y desarrollar una buena dieta de vegetales, usar ajo, cebolla, aceite de oliva etc., cambiar la actitud frente a la vida, sonríe, habla positivo, parece difícil pero no lo es, y si lo fuera compara los resultados y veras que vale la pena.

Salud Integral: Emocional, física y espiritual.

¿Cómo integrarlas? Hay mecanismos para integrar las áreas que nos componen y con ello iniciar para algunos de manera tardía el camino no a la fuente de la eterna juventud pero si de un bienestar que nos hará mucho bien.

El secreto de la intimidad

Intimar es relacionarse con una persona al punto de uno darle a conocer sus cosas más propias y particulares.

Introducirte a mí mismo, al área donde yo me siento cómodo

A) mi espacio.

B) Mis pensamientos

C) Mi circulo

Si la gente entendiera la intimidad, pudieran alcanzar una gran bendición en cuanto a la salud se refiere. Una de las cosas más vigorizantes y relajantes es la intimidad en todas sus formas, Dios mismo habla de la intimidad entre el y su pueblo Israel y luego se habla de la intimidad entre Jesús y la iglesia, la intimidad entre un hombre y una mujer los vigoriza, los renueva si es una intimidad en relaciones apropiadas por que la intimidad en las relaciones prohibidas crea mucha tensión, lo cual de una forma u otra hace daño al sistema nervioso así como a las emociones de los individuos que lo practican. Intimamos cuando hablamos con alguien a solas, creo que la intimidad tiene varios niveles, con amigos se da la intimidad social así la llamo, un poco de música, algún tipo de bebida suave que puede ir desde un te hasta un vaso de vino mientras se comparten temas que son de interés solo para las personas que lo hablan, luego viene la intimidad con seres queridos esta es más profunda, los hijos hermanos o la esposa, el nivel de intimidad de matrimonio es muy necesario, para la salud de una persona, un ser humano que tiene niveles de intimidad varias a veces a la semana, dentro del campo matrimonial, tiende a tener mayor longevidad, mejor actitud frente a la vida, su cerebro funciona mejor, le fluyen las ideas, para intimar en parejas, es necesario tener un cuarto privado, horas separadas para esto o ir a lugares donde se garanticé, la privacidad de la pareja, las luces tenues, los olores suaves crean un ambiente especial y si se combina esto con colores, música una cascada de agua, canto de pajaritos, en fin tantas cosas que inclusive, se venden en las tiendas, y le aconsejo aunque algunas las encuentre caras invierta recuerde que está invirtiendo en su salud y en la de su entorno y esto es invaluable .

La meditación es otra gran herramienta que se ha quedado de lado, en estos tiempos de stress, la meditación es la intimidad contigo mismo, es en ese tiempo en que te recoges, te organizas y puedes revisar las áreas donde has fallado, todos en algún tiempo, necesitamos detenernos reagrupar nuestras fuerzas y empezar de nuevo, los generales lo hacen en tiempos de guerras, la vida es una guerra, siempre usa las mejores armas y la meditación es una de ellas. La meditación es una de esas cosas que se hacen que integran el alma el cuerpo y el espíritu, no aconsejo una posición específica para hacerlo, puedes meditar mientras caminas escoge siempre parajes llenos de naturaleza arboles, pájaros, lagos las olas del mar, siempre en soledad, la respiración profunda en ese tiempo es muy buena no porque tenga algo mágico si no porque oxigena mejor las células del cuerpo este es un buen tiempo, porque puedes hace

respiraciones profundas tomado todo el aire que puedas por la nariz y soltándolo por la boca, esto se hace 2 o tres en periodos e 5 minutos tiende a dar una sensación de bienestar, y he comprobado que le regulariza la presión arterial a los pacientes momentáneamente, aunque nunca lo recomiendo como sustituto de los medicamentos destinados para esta función.

La práctica habitual de esta herramienta llamada meditación, ayudara con el paso del tiempo a liberarte de distintos medicamentos, para la ansiedad, depresión, ya que tú mismo medico, al notar los cambios, irá haciendo los ajustes necesarios. En la meditación, es bueno incluir la oración la lectura de algún material espiritual recomiendo la biblia, algún libro de tipo de meditaciones diarias, tener música suave que invite a relajarnos, nos ayudara a sumergirnos en esta disciplina que tanto bien nos hace y que la mayoría de la gente ha olvidado, muchos también la han malinterpretado, especialmente nuestros grupos cristianos, que la han prohibido en los círculos eclesiásticos porque la gente se puede poner en posición de flor de loto, hacer meditación trascendental y esas cosas, pero lo cierto es que la biblia habla de la meditación y bueno cada quien lo hará en su área religiosa, pero lo importante es hacerlo y hacerlo con los fines de buscar el bienestar y la paz interior tan necesarios en estos tiempos para batallar en la lucha diaria.

Las actividades de índole deportivo suave, especialmente si usted no es atleta, o ya hace mucho tiempo que no hace deporte, Jugar al golf, a los bolos, al billar, al domino, pescar, tirar con arco y flecha y especialmente caminar o trotar, crean una interacción sana, que nos vigoriza internamente, en las áreas de la mente y activan nuestro sistema circulatorio, aunque usted no vea que esta rebajando, algo está siendo catalizado dentro de usted, su corazón mejorara y sus vasos arteriales y venosos mejoraran, los músculos se moverán trayendo esto consigo una mejoría en los diversos trastornos que tienen que ver con la circulación.

Consejo # 2

Cuando experimentes dolor de cabeza, no te mandes a tomar medicamentos de una vez, siempre detente e investiga por que te duele la cabeza, ¿no dormiste bien? ¿No has comido bien? ¿Estás estresado? ¿Algo te preocupa? Si te evalúas mejor, encontraras mejores alternativas para el dolor de cabeza que una medicina, muchos medicamentos tienen un límite en un periodo de tiempo, así que ten cuidado si un dolor de cabeza te dura más de 24 horas, ve al médico, un chequeo de la presión arterial del azúcar o de algunas otras cosas no te vendrá mal. Es una pena que mucha gente lo primero que hace cuando siente algo es tomar medicina solo por que otro le dijo que le fue bien. Recuerdo la historia de un amigo que se quejo, de dolor de cabeza, su madre comenzó a darle te, estuvo varios días en eso, el dolor iba en aumento y luego le daba pastillas, un día el dolor era irresistible ese día lo llevaron al médico, le hicieron algunos estudios y apareció un tumor en el cerebro, y aquella misma tarde murió, era muy joven aun y no había comenzado yo, a estudiar medicina, era mi último en la escuela secundaria, aquello me dejo marcado, así que años después, al hacerme medico y trabajar en las emergencias, siempre me preocupaba por dejar en la gente una semilla plantada de medicina preventiva. Es mejor prevenir que lamentar, si algo dura varios días, busca el consejo de los que saben, en esta caso un medico.

EL SECRETO DE LA INTIMIDAD 2da parte.

La intimidad nos lleva a desarrollarnos como seres humanos y como entes sociales.
La intimidad se desarrolla en cuatro áreas:

    1) Personal 2) Con Dios
    3) En Pareja   4)En Familia

Personal:

Separamos un tiempo para estar a solas: Aquí nos autoanalizamos, nos confrontamos y nos proponemos mejorar. Tiempo: aproximadamente 30 minutos un día a la semana.

Con Dios:

Separarnos un tiempo para estar con Dios: Analice su relación con Dios, confróntese y propóngase mejorarla. Tiempo aproximado, 45 minutos a 1 hora, 3 días a la semana mínimo.

En Pareja: Analicen su relación: Compartan cosas, confróntense sin juzgarse, comprométanse a mejorar. Este tiempo es bueno para hacer juegos. (2-3 hrs)

En Familia (círculo familiar, padres e hijos): Se habla y comparte con elementos externos eliminados (teléfonos, televisión., computadoras, amigos, otros miembros de la familia). Tiempo aprox. una noche, mañana o un día.

Se hacen juegos de salón, ejemplo: monopolio, domino, parche etc., no recomendamos jugar cartas o juegos de casino, esto es muy importante porque saca a flote áreas del carácter desconocidas de los miembros de la familia, lo cual los padres pueden trabajar o buscar a ayuda para cambiarlas.

También tiempos devocionales para compartir la palabra de Dios.

Desarrollando las Relaciones Sociales

La Iglesia, los clubes sociales y deportivos.

Recomendamos la iglesia, porque provee un estándar moral más elevado, aparte de que en la iglesia se puede socializar y hacer actividades deportivas.

La Iglesia: Actividades espirituales: Servicios, retiros, encuentros, bautismos.

Sociales : Garage Sale, comidas, picnics, campamentos familiares, etc.

Debemos disciplinarnos para desarrollar estas áreas de nuestra intimidad para que seamos seres integralmente sanos.

Consejo#3

Desarrolle sus relaciones con los demás, habitúese a
sonreír, converse cosas positivas con sus amigos, saque
ese tiempo para sentarse 2 a 5 tardes en la semana, con
su esposa, o hijos, algunas veces junto otras por
separado, tenga amigos, identifique gente sana moral,
espiritual intelectualmente, ¿que como lo hace? Pues
desarrolle el habito de la observación poca gente lo hace
excepto para criticar, en medicina se llama ojo clínico,
lo desarrollamos tanto que podemos decir que parte del
cuerpo le duele a una persona sin que no los diga.

Camine por la vida, desarrollando los sentidos toque,
escuche, no solo mire, observe, gran parte de la gente se
las pasa mirando y no observando. El rápido correr de la
vida nos ha hecho insensibles y eso nos ha quitado
riquezas, el distinguir los ruidos los sonidos, los sabores
los olores, la textura de las cosas.

Nos abrirá a un mundo que continuamente se pasea
frente a nosotros, y en cual pasamos toda nuestra vida
terrenal pero que pocas veces percibimos, nos hemos
inventado innumerables sustitutos, relojes con el ruido
del mar, pequeños jardines, fuentes de aguas giratoria,
cuadros con ruidos de paisajes y muchas otras cosas

más, pero a veces esos sonidos mecánicos, llegado un momento nos cansamos y los desconectamos.

Algo está claro necesitamos la naturaleza y ella nos necesita a nosotros, es una relación simbiótica que nosotros mismos hemos roto, solo piense, ¿cuándo fue la última vez, que sus pies percibieron las rocas al atravesar un riachuelo?, ¿cuándo fue la última vez, que camino descalzo por una vereda?, ¿que se subió a un árbol para ver el mundo desde un punto de vista diferente,? ¿Que estuvo en la playa, acariciando la arena mojada?

Quiero decirle, que aun no es tarde para intentar algunas de estas cosas inténtelo. Entre otras cosas sus sentidos se desarrollaran y créamelo vivirá mas.

Desarrollando los sentidos: **Debemos desarrollar los sentidos, ahora con la rapidez de la vida, oímos pero no escuchamos, miramos pero no vemos, hablamos pero no conversamos, tocamos pero no palpamos.**

 Las cosas pasan tan rápido que ya ni las percibimos y eso nos va atrofiando.

Piense en esto:

1-Quizás sea tiempo de pensar en sus pies, no espere hasta que se hinchen, para tratarlos bien.

2-Trate bien sus manos, los que no tienen les gustaría tenerlas.

3-Cuide sus ojos ellos son la lámpara de sus cuerpo, conviene que estén bien cuidados.

4-Dos oídos y una boca, mantengan el equilibrio entre lo que oye y lo que dice, hable la mitad, de lo que escuche, le alargara la vida. Créamelo.

El ayuno

Ayunar es abstenerse de alimentos o agua por un periodo determinado de tiempo, muchos hablan de ayunar el sexo, la tv y otras cosas más, como una forma de auto disciplinarse, no me referiré aquí a esas abstinencias, sino única y exclusivamente a la de los alimentos y el agua, los seres humanos podríamos durar solo minutos sin respirar, días sin tomar agua y semanas sin comer alimentos sólidos líquidos.

Cuando decidimos pasar un tiempo sin ingerir nada a eso se le llama ayuno, se considera que un organismo está en ayuno cuando este pasa de 8 horas sin ingerir nada. De ahí que los cirujanos usualmente antes de cualquier cirugía mayor, si van a operar un paciente al siguiente día a las 7:00 Am entonces mandan que mas tardar las 9 de la noche anterior, el paciente no reciba nada por boca.

El ayuno debe ser aparte de la meditación la más universal de todas las disciplinas religiosas, ya que casi todas lo practican de una forma u otra. Esta es quizás una de las disciplinas mas, mal interpretadas, a pesar de ser practicada por los grandes maestros, los iluminados de todas las épocas y sobre todo por Jesús, creo que el ayuno es una disciplina que tiene la capacidad de integrar el alma, el cuerpo y el espíritu en uno, es en un día de ayuno, cuando el hombre se centra en si mismo, la abstinencia de comida sin ser parte de un ejercicio preparado se puede volver simplemente un tiempo de pasar hambre. Imagínense una maquina que trabaja constantemente y no para, alimentos sólidos, líquidos procesados constantemente y químicos de todo tipos son metidos a través de esa máquina, ¿qué pasaría si nunca la paráramos para revisarla? Solo piense en esto todos los equipos hechos por el hombre, tienen un tiempo de mantenimiento, aun los animales pasan horas y horas sin comer y siempre toman solo agua, pero el maravilloso cuerpo humano, nunca para de comer y beber todo tipo de cosas químicamente no hechas para ser absorbidas por este y aun así se las arregla para, mantenerse funcionando por años y años.

Daniel ayuno todo tipo de carnes y comidas exquisitas, esto incluía los dulces, por 21 días Daniel solo comió legumbres y bebió agua, dice la historia que al final de aquel tiempo su rostro y el de sus amigos lucia mejor que el de los otros jóvenes en el palacio. Esther fue otra joven reina, ella ayuno por tres días y al final de ellos se presento frente un rey ególatra que la vio tan preciosa que le otorgo su petición.

Moisés, Elías y Jesús están en la lista de personajes históricos, que hicieron el largo ayuno de 40 días en el desierto y yo me pregunto por qué hoy en día tantos cristianos y algunos Judíos no creen en esta antigua disciplina, para las demás religiones el ayuno es importante, el islam tiene su ramadán, los hindúes, los budistas y en fin todas las religiones hablan sobre el ayuno como medio para alcanzar niveles de pensamientos y controles en el mundo espiritual más elevados.

Si quiere hacer un pequeño experimento, ayune de comer carnes varios días y vera, como su cuerpo se siente libre, tome agua y consuma solo cereales una semana, legumbres solamente con jugos naturales sin azúcar y vera, no es complicado al principio el cuerpo peleara habrá impulsos internos, pero después del tercer día vera lo bien que se siente, aclaro, creo que las proteínas animales son necesarias así que aconsejo no coma carnes todos los días y si lo hace hágalo con carnes blancas, algunos sabemos que la azúcar es adictiva más que el alcohol y el cigarro otros la gran mayoría, no lo saben, pase unos días sin azúcar y ya verá.

Alguien tiene que tomar el control del cerebro es usted, su espíritu debe tener el control no permita que su alma lo haga, porque si así sucede, vivirá bajo el control de las emociones, será una persona almática emocional tampoco su cuerpo porque, correrá de acuerdo a como anden sus hormonas y entonces el alcohol, la nicotina y el azúcar entre otras cosas controlaran su vida, cuantas veces vi a un medico suspender una consulta con un paciente, porque el cigarro le daba la urgencia de salir fuera a saborearlo o salir de una conferencia, el ayuno provee una disciplina integral donde el alma y el cuerpo se someten bajo la autoridad del espíritu, claro siempre debe hacerse con este propósito y en meditación cualquier otro propósito será errado y no se alcanzara los fines verdaderos.

No se debe ayunar por competencia con otros, por lucir mejor que otros o más santos que otros, y para eso hay que incluir la meditación, la lectura de la palabra y la oración.

Se han reportado miles de casos de personas sanadas durante un ayuno, en los ayunos mayores de 21 días, hay regeneración celular total a nivel de ciertos órganos, el páncreas, hígado, etc., experimentan una transformación, no vista con otros tipos de tratamientos dados con el hombre.

Existen muchos libros sobre el ayuno pero lo básico de este ejercicio es abstenerse de más de 8 horas, sin los alimentos sólidos o sin los alimentos que más te gustan, lo único liquido que se debe tomar en ese tiempo es agua para mantener el fluido de líquidos en el cuerpo, especialmente si está trabajando.

La biblia registra varios tipos de ayunos el de Ester, que al parecer fue un ayuno total por tres días, el de los ninivitas, cuando recibieron el mensaje de Jonás, estos dos ayunos son ayunos de supervivencia ya que en ambos los que los proclamaron vieron que sus pueblos iban a morir. Daniel ayuno por 21 días pero dice que solo se eximio de comer manjares delicados, estaba buscando una respuesta y la encontró, otro que ayuno o no comió nada por tres días y no se sabe si fue por depresión, fue Pablo, al final Jesús envió a alguien que le dio la respuesta que esperaba, el ayuno desde el punto de vista religioso-cristiano es muy importante, la biblia está llena de respuestas que llegaron de inmediato a un buen ayuno.

Si dejamos de comer después de cierto horario al anochecer, especialmente entre 6 y 9 de la noche estaremos sometiendo nuestro organismo, a mínimo 12 horas sin ingerir alimentos si se incluyen las 6 a 8 horas de sueño que debemos tener regularmente, imagine, que usted no coma nada después de las 8 pm si se levanta al otro día a las 6 o 7 habrán transcurrido mínimo 10 horas, de sueño, lo cual le dará a su cuerpo un tiempo reparador, en todas sus funciones vitales especialmente en su sistema digestivo., si a esto añade desayunar con una taza de te, y solo agua o cereales a media mañana, en unos pocos días se sentirá liviano, libre y activo, entre otras cosas.

Consejo#4

Ayune, saque tiempo la forma más fácil de hacerlo es comiendo la última comida a las 6 pm. Esto le dará, unos beneficios sin invertir dinero, que quizás le toman más tiempo, haciendo inversión de dinero y tiempo, a veces inclusive tomando cosas, que no cumplen lo que prometen, está ahí al alcance de tu mano.

Echa mano de ese recurso y veras los resultados.

Ayuna hasta las doce, si paraste de comer el día anterior al anochecer.

Ayuna, las carnes especialmente las rojas, por ocho días.
Toma mucha agua, cuando estés en ayuno y si lo haces por más de un día para obtener un propósito especifico, saca un tiempo especial.
No ayune por motivos egoístas, no le hará bien.

Los vegetales

Y dijo Dios: he aquí que os he dado toda planta, que da semilla, que está sobre toda la tierra, y todo árbol en que hay fruto y que da semilla os serán para comer.

En el reino vegetal, están todos los componentes que nosotros necesitamos para tener una vida saludable, nuestro sistema está perfectamente diseñado para que comamos, digiramos y asimilemos los nutrientes, que necesita nuestro organismo, las vitaminas, los minerales, y todos los otros nutrientes que se encuentran en la naturaleza, se ha confirmado científicamente, que pueden bajar la velocidad y hasta revertir los factores que aceleran el envejecimiento, ¿y si es así? ¿Por qué razón el hombre? aunque bebe muchos tipos de cosas, ¿por qué razón?, la gente se sigue enfermando y muriendo, la enfermedad y la muerte son parte del proceso natural del ser humano.

Nacemos, crecemos, nos reproducimos (aunque algunos ya no lo hacen) y morimos. La razón real por la que el hombre no tiene una mejor vida, una vida de más calidad porque hay mucha gente que ahora llegan a una alta edad pero tomando pastillas y a fuerza de cirugías. Las vitaminas los nutrientes debiéramos buscarlos en las frutas las ensaladas en fin en los vegetales.

En unos estudios que se han hecho en este último ano, dice que la B6 ha sido ligada a la ansiedad al stress, y la depresión, según Jean Mayer USDA Human Nutrition Research Center on Aging at Tufts University cuando la B6 llega a tu cerebro, facilita la síntesis de neurotransmisores, lo cual facilita que la dopamina sea creada, dándole a usted más calma y haciéndole sentir más feliz.

Ellos dicen que la B6 una vez llega al cuerpo no es bien almacenada por tal razón se necesitan de 1-2 mg diariamente, y eso se puede conseguir en unas papas y una pechuga de pollo.

Los antioxidantes ayudan a combatir los daños a las células y que luego degeneran en células cancerosas. Los antioxidantes se encuentran en los vegetales y las frutas y se absorben tan pronto entran al organismo, es lamentable que ya la gente no come frutas frescas ni vegetales crudos con su cascara.

Es bien sabido que todos los berries, están cargados de antioxidantes (coma todo tipo de berrie), que la auyama, tiene componentes de las vitaminas B(cómala con su cascara), que el caroteno se encuentra en las cascaras amarillas y en las yemas de los huevos, que diferente seria la vida si nosotros en vez de hacer todos los desacatos con los alimentos, tratáramos nuestro organismo mejor, haciendo un pequeño esfuerzo, sabes que hasta las cascaras de los cítricos los están utilizando para hacer productos para rebajar, cuando salga al mercado compre manzanas, lávelas bien y cómalas con toda y cascara ellas tienen pepsina un poderoso digestivo, los más poderosos anti inflamatorios están en la lechosa(papaya) y las papas.

la granada: Es una fruta sagrada, aparece en los diseños que Elohim le dio a Moisés en la montaña, rejuvenece las células tiene muchas propiedades que retardan el envejecimiento de las células, es una fruta que sabe Manchosa en la boca, en mi país le exprimían las bolitas llenas de jugo a las personas en los ojos.

Ahora escuche esto, le llamo **la magia del potasio**, según la asociación americana del corazón, médicos del hospital St. George en Londres encontraron que sometiendo a pacientes a una dieta de potasio de 3,754 mg de potasio por día, en solo una semana la presión le había bajado a niveles pre-hipertensivos, una persona según ellos con sus riñones funcionándoles bien, puede consumir potasio a través de las frutas como el banano o vegetales como el aguacate, melocotón seco y las mismas papas, y estará excretando bien solo debe mantener el consumo, mucha gente va y se compra frascos de pastillas o los pide por televisión , ahora se sabe que en los pozos sépticos se han encontrado miles de pastillas sin digerir, que han sido evacuadas enteras o a medio disolver por las personas, los estudios están ahí y son cientos si no miles, los que hablan de los múltiples beneficios de las plantas salidas de la tierra, en estos días pase un rato conversando con un señor que tiene unos 85 anos y le pregunte que como se había conservado tan fuerte, me dijo no como nada de latas, como todo natural y muchas cosas las siembro y las cosecho en mi patio, allí en su patio tenía varios tipos de frutas, raíces, y mucha agua me dijo, la gente beben soda y asesina su estomago envenenan su sistema, he llegado al convencimiento de que todo lo natural es bueno, él chocolate, el te, el café y otras bebidas, son esenciales para una buena vida, calientes estimulan el sistema proveen energía y algunas de ellas contienen nutrientes que son hasta anti cancerígenos, porque pero, ¿por qué?, el ser humano adolece de una mejor salud con todas estas herramientas, pues una es los excesos aunque consigamos buenos nutrientes por un lado, maltratamos el cuerpo por el otro, por otro lado la mala cocción de los alimentos, los que hay que hervir los cocemos al fuego y viceversa y lo que hay que comer crudos los cocemos al fuego desbaratándole, los nutrientes, cuando estaba en la universidad, la nutricionista nos ensenaba que la vitamina c tan necesaria y que está en todas partes, muchas veces al hacer un jugo de limón o naranja , dejamos que se desnaturalice porque lo ponemos en la nevera y dejamos que pasen los 5 minuto, hábiles para consumirlo también decía ella que debía el jugo de cítricos moverse con metales nobles o con madera.

Que sencillez pero que gran diferencia hace en que usted se beba una agua dulce o un poco de vitamina disuelta en agua, necesitamos cambiar el estilo de vida si queremos vivir más y mejor, hemos hecho las cosas muy fáciles y con eso nos hemos dañado la vida, las grasas son necesarias, pero claro que tienen que hacer daño si nosotros consumimos un poco de grasa, en las comidas y no hacemos ejercicios, mucha gente ni siquiera camina, creen que con el trabajo diario es suficiente, y algunos sus trabajos sentados en sillas, subiendo y bajando en ascensores, manejando carros para ir hasta dos esquinas y cuantas cosas más por el estilo que hace la gente, si nuestra dieta fuera más rica en vegetales, pudiéramos hacer muchas de las cosas que hacemos a diario y no tendríamos tantos problemas, por su fácil digestión, los vegetales deben seguir siendo el centro alrededor del cual giren las dietas.

Consejo #5.

Coma ensaladas, las ensaladas la mayoría solo necesitan ser lavadas, son una fuente de vitaminas y minerales, la lechuga tiene fosforo, el tomate vitamina c, la zanahoria vitamina c.

Las legumbres son buenísimas, mi padre me hacia la historia cuando era niño del hombre que fue diagnosticado con cáncer de pulmón y desahuciado, se fue a la orilla de un rio allí comenzó a comer berro el cual se daba a la orilla en el agua y se sano totalmente, producto de esa historia, aprendí a comer berro y qué decir del rábano el cual se come crudo y es bueno para el sistema respiratorio mézclelo con miel y tome un poco de vez en cuando, las raíces, como el jengibre mezclado con miel también se usa en diferentes afecciones respiratorias, La lechuga en agua para el sueno, el pepino que las mujeres se ponen sobre los ojos pero que están rico y saludable el comerlo, podríamos llenar estas páginas con líneas tras líneas de consejos sobre las, ensaladas, raíces, leguminosas, semillas y frutas que a diario, descansan en las mesas de los mercados esperando a precio módico ser devoradas por nosotros para proveernos con sus ricos nutrientes.

Apéguese lo más posible a un estilo de vida natural, al principio, algunas cosas no saben tan buenas, pero una vez el paladar se adapta se sentirá mejor.
Preferiblemente todo lo que diga orgánico, deberá hacerle muy bien a su organismo.

El truco del aceite de oliva y la miel: Los beduinos del desierto toman una cucharada de aceite de oliva en la mañana para aceitarse los huesos cuando leí esto comencé a hacerlo, para esa época tenía la presión en 140/90 a veces un poco más, luego se me ocurrió mezclar esto con una cucharada de miel después de 4 semanas haciéndolo, mi presión regreso a 120/75, mi organismo se regulo bastante, si quiere hacer esto hágalo no le hará daño, estos son dos elementos esenciales de la dieta mediterránea que es considerada una de las mejores dietas del mundo, también se encuentran en la literatura antigua, en la biblia y otros libros, ya en estudios más serios son miles los que se han hecho que han probado los elementos curativos de estos dos productos y sus propiedades andan en casi todos los libros de medicina natural.

La canela*:* Este gran aromatizante se extrae de la corteza del árbol de la canela, la cual se considera la corteza más fina y con mayor calidad culinaria, debido a su gran sabor y a sus **poco conocidas propiedades saludable**s. Es muy buena en te para la gente que le baja la presión y ahora se vuelve a comprobar que si se espolvorea sobre helados, u otros tipos de productos es buenísima para la diabetes pero claro espolvoréela sobre helados de dieta o banana o sobre manzana o jugos naturales que usted haga. Espolvoréela sobre la avena.

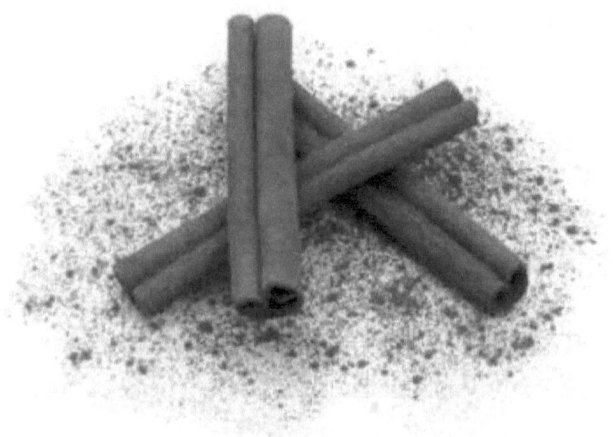

Entre los beneficios que el consumo de canela nos ofrece encontramos su capacidad de **favorecer la correcta digestión** de los alimentos y aliviar molestias intestinales, así como **flatulencias** y distensiones abdominales.

Por otro lado, la canela es, junto a otras especias, una de las que mayor capacidad **antioxidante** tiene debido a su elevada concentración en compuestos fenólicos, similares a los contenidos en el vino tinto, y la presencia de flavonoides en su composición, semejantes a los contenidos en los arándanos.

Se ha comprobado que el aceite de canela tiene fuertes efectos inhibitorios del crecimiento de hongos y además, se está intentando confirmar su capacidad antibacteriana. Por el momento este producto derivado de la especia se utiliza en gran magnitud en la industria cosmética.

Con el uso de las frutas, vegetales, especias, ensaladas, no se desespere úselos por largo tiempo preferiblemente que sean orgánicos.

Muchas personas después de 40 o 50 años de vida de abusar del organismo esperan que se recupere inmediatamente, pero no es así solo los milagros suceden trayendo cambios radicales.

Toma tiempo que se restaure algún órgano y muchas veces los cambios aunque no sean notorios en lo externo, si son en lo interno toman su tiempo.

Una formula maravillosa: Prepare Avena en la mañana, endúlcela con miel, espolvoréele canela por encima, haga esto por 8 semanas y hágase análisis de colesterol y azúcar, de todos modos no endulce mucho la avena si no le gusta la miel, use azúcar morena ya que es más saludable que la otra. A esta fórmula añádale tomar mucha agua recuerde la fórmula del agua que se encuentra en este mismo libro y camine.

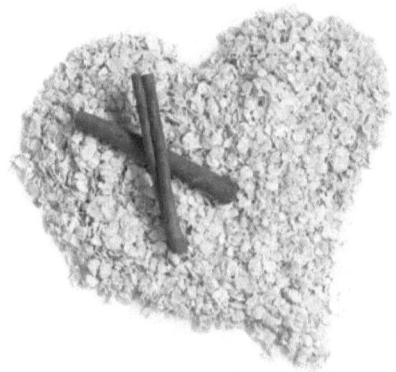

La avena tiene abundantes proteínas, hidratos de carbono, grasas saludables, vitaminas y minerales y oligoelementos.

¿Engorda la Avena?

2 cucharadas tienen un aporte de aproximado de 100 calorías y es una excelente fuente de fibra y bajo en grasa; por lo que consumida con mesura dentro de un plan de alimentación de acuerdo al peso y gasto energético de cada persona, no debería considerarse engordante de antemano.

La avena también se puede consumir en jugos, pero no le ponga mucha azúcar, el jugo puede ser con leche, no le ponga leche entera hágalo con leche al 1% o 2%.

Cuando la cocine use azúcar negra o simplemente no le eche azúcar le ayudara le limpiara el organismo, le bajara el colesterol, envolverá las moléculas de grasa y ayudara a sacarlas del organismo.

Combinada con bananas en el desayuno es excelente.

Una fruta Especial:

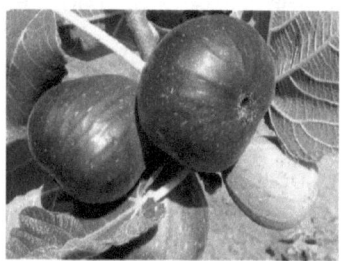

El Higo: en una fruta especial, muy especial, tan especial, que Jesús el gran maestro se molesto mucho cuando llego cerca de un árbol de higuera y no encontró fruto, es considerada una fruta sagrada. En una ocasión un Rey tenía una afección y Dios le dijo a alguien que hiciera un ungüento y lo pusiera sobre la llaga y este sano. Otro dato, es la única fruta que se menciona que estuvo dentro del paraíso, allí en el mismo huerto del Edén y al parecer andaba cerca del árbol de la ciencia del bien y del mal porque tan pronto fallaron Adán y Eva se hicieron algún tipo de vestimenta con la hoja de este árbol. Esta fruta también fue el manjar predilecto de Platón, de hecho se le conoce como la fruta de los filósofos.

Galeno los aconsejaba a los atletas e Hipócrates los usaba para combatir los estados febriles. Por su parte, los bereberes los consideran un símbolo de fecundidad y resurrección.

Muy saludable

El higo maduro es muy digestivo porque contiene una sustancia especial llamada Cradina. Tanto secos como frescos, los higos son un excelente tónico para las personas que realizan esfuerzos físicos o intelectuales. Este fruto contiene también cantidades variables de pentosanas y de ácido cítrico, málico y acético. Poseen una cantidad de azúcar superior al resto de las frutas, de ahí que su valor calórico sea muy parecido al del plátano o la uva. Es pobre en grasas y en proteínas, pero rico en agua, minerales y fibra. También es un buen emoliente, un suave laxante, un buen diurético y un excelente pectoral. Por todo ello, los higos son recomendables para los niños, adolescentes, mujeres embarazadas, intelectuales y deportistas.

Una fruta muy sexual

Durante siglos, esta fruta ha sido considerada erótica, ambivalente y simbólica. Ambivalente porque, por ejemplo, para la cultura judeocristiana tenía analogía con el órgano sexual femenino, sin embargo, para los árabes, era análoga con el órgano masculino.

Al cortar los higos de la rama del árbol, estos desprenden un líquido blanquecino. Antiguamente, esa savia que se desprende del fruto se asociaba con el semen. Además era utilizada como ungüento contra esterilidad y para favorecer la lactancia.

Es bueno consumir el higo con queso como lo hacen en algunos países, también en dulces.

La ciruela es un buen digestivo dependiendo de cómo funcione su aparato digestivo, le podría enviar al nano varias veces.

El tamarindo es bueno para relajar a las personas y es muy bueno provocando el sueño.

El mango es rico en potasio.

Y todos los que he mencionado hasta aquí son ricos en fibras lo cual es muy bueno para el sistema digestivo.

Consumir una dieta con un buen valor nutritivo en fibras le ayudara a evitar cualquier problema de cáncer de colon.

El chocolate es muy atacado en varios lugares pero es rico en antioxidantes y ahora han salido varios estudios que hablan muy bien de él. Como un estimulante cerebral para evitar el cáncer, ha salido airoso en varias pruebas. Investigaciones previas han señalado que algunos nutrientes presentes en los alimentos ayudan a liberar glucosa e incrementan el flujo sanguíneo, pudiendo aumentar el rendimiento cognitivo. Según Raudenbush, las conclusiones actuales "respaldan la liberación de nutrientes por medio del consumo de chocolate para mejorar el rendimiento cognitivo".

Café:

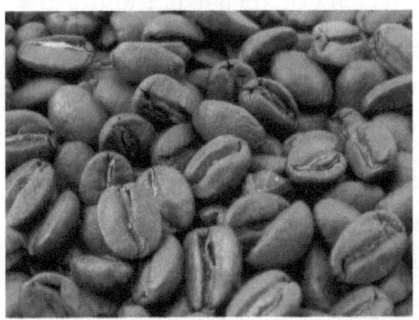

Mi abuela en el seibó, en mi natal republica dominicana, era dueña de cafetales, recuerdo ver en el patio de la casa allá en el campo, una especie de estructura cuadrada que se usaba para secar el café al sol, allí recuerdo haber comido el cacao más puro y bueno y haber bebido un café realmente rico, en aquella montaña aun hay café y cacao, y aunque se ha hablado tan mal de esta bebida creo sinceramente que el problema no está en su consumo si no en la cantidad que se ingiera.

Las propiedades y beneficios del café, para iniciar la jornada con toda la energía o renovar fuerzas a mitad del día, no ofrecen duda alguna. Sin embargo, los beneficios del café para la salud no se limitan a este reconfortante efecto estimulante. Algunos mitos en torno al consumo de café y a los efectos de la cafeína, han ocultado a menudo, muchas de las excelentes propiedades para la salud del café.

En dosis moderadas el consumo de café ayuda a prevenir algunas enfermedades, en especial, las enfermedades neurodegenerativas, como Parkinson o Alzheimer, ya que contribuye a conservar la memoria y aumenta el rendimiento físico y mental. También, por su alto contenido en antioxidantes, puede retardar el proceso de envejecimiento.

Por otra parte, estudios científicos han demostrado que, aunque aún no se conoce por qué mecanismo, el consumo diario de una a cuatro tazas de café, contribuiría a disminuir en un 40 por ciento la probabilidad de padecer gota.

Además, la cafeína dilata los bronquios, combate el asma, previene la diabetes y reduce el riesgo de desarrollar cirrosis hepática. Ayuda en la depresión, ya que es estimulante. Reporta energía y puede aliviar el dolor de cabeza al dilatar los vasos sanguíneos del cerebro. Recuerdo varios medicamentos que se indicaba para la migraña a base de cafeína. También es una rica fuente de potasio, magnesio y fluoruro.

Según el British Medical Journal el consumo moderado de café durante el embarazo no perjudica la salud, ni afecta el desarrollo del bebe. Aunque cabe aclarar que la cafeína y el embarazo son incompatibles en dosis mayores a una o dos tazas diarias.

Por otra parte, según un estudio publicado en la revista de la Asociación Médica Americana de la Universidad de Harvard, el café no eleva el riesgo de hipertensión. En éste como en otros casos, la clave parece estar,como en todo en la vida en el consumo.

Arriba las bebidas energizantes naturales, como el green tea o te verde rico en antioxidantes y todos los tipos de te, solo que tómelos moderadamente, no con tanta azúcar, pero sobre todo procure tomarlo con alguien y tener una buena conversación, recuerde la salud debe ser integral y una conversación durante un te deja resultados muy buenos.

La **planta de** Perejil, **(Petroselinum crispum)**

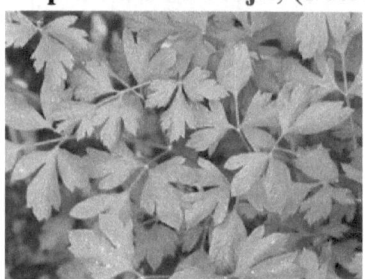

La utilizamos para condimentar los alimentos especialmente las sopas en América latina. posee varias propiedades medicinales, las cuales están dadas por sus componentes. El perejil es un excelente **diurético**, además presenta propiedades de **emenagogo y anestésico**, principalmente de aplicación externa.

Esta especie también posee propiedades **digestivas**. Popularmente se considera al perejil como un **afrodisíaco**.

Los **principales beneficios curativos del perejil** son:

- Como diurético el perejil estimula la función renal facilitando la eliminación de líquidos del organismo. Debido a esta propiedad es muy útil para tratar casos de cistitis.

- Además, resulta ser un excelente depurador del organismo.

- Debido a ciertas propiedades especiales, que posee el perejil, ayuda a aliviar los dolores y problemas asociados a la
menstruación.
- El perejil posee propiedades digestivas, por lo cual resulta ser un excelente tratamiento para los problemas en la digestión, como el estreñimiento.
- El perejil es considerado como un afrodisíaco natural, además aumenta la producción de estrógenos, por lo cual es muy recomendado, en especial para las mujeres en la etapa de la menopausia.
- El perejil posee propiedades anestésicas, debido a esto disminuye los dolores ocasionados por golpes y caídas

A continuación extracto de un email recibido de una amiga doctora.

SÍNTOMAS QUE APARECEN CON LA EDAD Y FORMA DE   TRATARLOS

A partir de una cierta edad, tenemos casi todos estos síntomas, provocados por la falta de algo que aquí mencionamos.

1. DIFICULTAD DE PERDER PESO

LO QUE ESTÁ FALTANDO: Ácidos grasos esenciales y vitamina A.
DÓNDE OBTENERLO: semillas de linaza, zanahoria y salmón - además de suplementos específicos.

2. RETENCIÓN DE LÍQUIDOS

LO QUE ESTÁ FALTANDO: en verdad es un desequilibrio entre potasio, fósforo y sodio.
DÓNDE OBTENERLO: agua de coco, aceituna, durazno, ciruela, higo, almendras, nueces, acelga, cilantro y los suplementos..

3. NECESIDAD DE DULCES
LO QUE ESTÁ FALTANDO: cromo.
DÓNDE OBTENERLO: cereales integrales, nueces, centeno, plátano, espinaca, zanahoria + suplementos.

4. CALAMBRE, DOLOR DE CABEZA
LO QUE ESTÁ FALTANDO: potasio y magnesio..
DÓNDE OBTENERLO: plátano, cebada, maíz, manga, durazno, acerola, naranja, tomate y agua.

5. MOLESTIA INTESTINAL, GASES, HINCHAZÓN ABDOMINAL
LO QUE ESTÁ FALTANDO: bacilos vivos.
DÓNDE OBTENERLO: cuajada, yogurt, yakult y similares.

6. MALA MEMORIA
LO QUE ESTÁ FALTANDO: acetil colina, inositol.
DÓNDE OBTENERLO: lecitina de soya, yema de huevo + suplementos.

7. HIPOTIROIDISMO (PROVOCA AUMENTO DE PESO SIN CAUSA APARENTE)
LO QUE ESTÁ FALTANDO: yodo.
DÓNDE OBTENERLO: algas marinas, zanahoria, aceite, pera, piña, pescados de agua salada y sal marina.

8. CABELLOS QUEBRADIZOS Y UÑAS FRÁGILES
LO QUE ESTÁ FALTANDO: colágeno.

DÓNDE OBTENERLO: peces, huevos, carnes magras, gelatina + suplementos.

9. FLAQUEZA, INDISPOSICIÓN, MALESTAR
LO QUE ESTÁ FALTANDO: vitaminas A, C, y E y hierro.
DONDE OBTENER: verduras, frutas, carnes magras + suplementos.

10. DESÁNIMO, APATÍA, TRISTEZA, RABIA, INSATISFACCIÓN
LO QUE ESTÁ FALTANDO: DINERO...
DÓNDE OBTENERLO: Si llegas a saberlo, te pido que me lo digas, no seas egoísta mira toda la información que te pase para que estés sanito(a)...

Lo que me gustaría poner en lugar de Dinero es amor y para encontrarlo tengo una formula esta en forma de semilla dentro de nosotros, solo debemos morir a nosotros, no ser egoístas y se transformara en una hermosa planta que dará su fruto.

El sexo

De todas las actividades dadas al hombre por Dios, esta es posiblemente la más antigua y la más placentera. Pero también la más interpretada y el más mal utilizado.

La actividad sexual desde el punto de vista divino establecida por Dios, fue dada para ser realizada, por un hombre y una mujer, con el objetivo de fructificar, multiplicarse y gozarse en ello, a través de la satisfacción que provee.

El sexo lo traemos dentro de nosotros viene en nuestros genes, nuestros órganos vienen desarrollado para ello y nuestras hormonas nos impulsan a ello, una sexualidad saludable mantiene un cuerpo, una mente y un espíritu saludable. Cuando la relación sexual va más allá del simple ayuntamiento de dos cuerpos, cuando envuelve la unión espiritual de las dos personas, cuando es una expresión, profundamente almática entonces la unión de esa pareja será duradera, con visos de eternidad. Si eres hombre, los últimos estudios demuestran que el eyacular frecuentemente puede ayudar a reducir tus riesgos de sufrir cáncer de próstata.

Y si eres mujer, el sexo puede ayudar a regular tu ciclo menstrual y fortalecer tus músculos pélvicos para mejorar el control de la orina.

Para ambos, el sexo ayuda a aumentar las defensas contra las enfermedades y está comprobado que ayuda a controlar el dolor.

¿Cuando se inicia la relación sexual?: la relación sexual no se inicia, en el momento en que un cuerpo se posa sobre otro, inicia mucho antes al despertar, al levantarnos, al hablar al mirarnos podemos dar inicio a esa relación con nuestra pareja, que terminara no con el orgasmo si no que evolucionara después de este, creo que la relación sexual realmente nunca se detiene, el toque de la pareja, las miradas, el olor, por esto la importancia de esas sustancias llamadas feromonas.

Creo que los seres humanos somos seres totalmente sexuales, aceptamos o rechazamos con la mirada de ahí pasamos al toque y a otros niveles más profundos dependiendo de la relación que tengamos con las personas que nos rodean tiene diferentes nombres dependiendo del ámbito afectivo en que se desarrolla, aunque todo esto se engloba dentro de una palabra muy amplia llamada amor.

La relación sexual en su etapa en la que el hombre, mas la ha estudiado, es la que menos dura de todas, es el coito que empieza con los juegos de la pareja, los cuales pueden durar varios minutos dependiendo de la madurez, la ansiedad y las circunstancias en que se dé, por eso la mejor relación sexual el mejor coito es el que se da entre una pareja legalmente unida que se ama, y que ha establecido una buena interacción a lo largo de las horas diurnas o nocturnas que se hayan dedicado el uno al otro, casi todos los sexólogos hablan o escriben usualmente limitando el sexo al coito en sus etapas de antes durante y después reduciéndolo a una hora o menos, dependiendo de que tanto dure la etapa de juegos antes del encajamiento de ambos cuerpos al cual se llama coito.

Esta actividad une el espíritu, el alma y el cuerpo del hombre y la mujer y es la única que lo hace, libera al ser humano de tensiones, mejora la circulación, relaja da una sensación de plenitud y de pertenencia, muchas parejas cometen el error de darse las espaldas uno al otro después del orgasmo esto es fatal especialmente cuando algunas veces solo uno de ellos lo alcanza y se niega a continuar hasta satisfacer al otro, el coito no termina hasta que ambos están completamente satisfechos, debe haber un tiempo de toques de mínimo 5 minutos una vez se ha alcanzado el orgasmo.

Las palabras de amor y las miradas dulces deben existir durante todo el acto, y cada uno en la pareja al entrar en este tiempo especial, debe ir allí con el único deseo de satisfacer al otro.

Si esto se logra la relación será algo bien especial, siempre debe hacerse arreglos siempre que se pueda para descansar una o dos horas mínimo después de terminado, el acto, esto traerá un descanso pleno en todas las aéreas del ser. Durante el acto la circulación acelera, y es como hacer un ejercicio placentero que te lleva a transformar la energía y a generar muchas cosas nuevas. Las zonas erógenas, son aquellas áreas del cuerpo, que al ser tocadas y acariciadas, producen placer, en la pareja,

muchos libros, le dirán sobre zonas erógenas especificas, usualmente son las áreas donde las terminaciones nerviosas son más numerosas, aunque es bueno leerlo en libros o revistas, le toca a ambos descubrirse el uno al otro y explorarse con la vista, con las manos, como se explora un mapa en busca de un tesoro, de un valor incalculable.

Consejo #6.

Nunca le dé la espalda a su pareja inmediatamente, termine la relación, si usted es hombre y su esposa lo hace, quédese detrás acariciándola lentamente.

Consejo#7

Tenga relaciones sexuales, mínimo tres veces por semana.
Hágalo en lugares diferentes, de vez en cuando váyase solo
Con su pareja a un hotel, un camping, aun dentro de la casa busque lugares diferentes cada cierto tiempo.

Varié las posiciones, siempre que sea posible y su anatomía se lo permita intente algo nuevo. Tener una buena relación sexual es un arte y puede ser un buen ejercicio.

Consejo#8

Cuidado con traer terceros a la relación, es terrible y muy dañino alguien siempre será afectado. Terceros pueden ser personas, algunos aberrantes meten animales, otros meten objetos, revistas, videos, en fin toda una serie de cosas que nos dicen que algo no anda bien, si un hombre para sentirse bien tiene que estar mirando a otra mujer, mientras esta con su esposa eso es problemático. Viceversa también. Si alguien necesita muletas para moverse quiere decir que algo no está bien con su sistema locomotor o Psicológico.

Consejo #9

Nunca se permita tener una relación, sexual como intercambio por algo esto no debe ser un método utilizable, para conseguir o alcanzar algo, si esto sucede entre esposo y esposa se cae en prostitución, se da el caso de mujeres u hombres que ofrecen o piden algo a cambio de sexo en el matrimonio o se niegan a la relación si no consiguen algún bien material que han pedido.

Consejo # 10

No tenga relaciones ano genitales, por más que quieran justificarlo muchos, el ano solo sirve para sacar los desechos del organismo cualquier otro uso tarde o temprano terminara traerá malas consecuencias.

Consejo # 11

Evite los rapiditos, es como el que anda comiendo comida siempre corriendo, tarde o temprano puede tener una indigestión, un día se puede comer rápido, pero es mejor tomarse su tiempo, la mayor parte de las veces.

Use velas, música, olor, y sobre todo aséese bien, su pareja se lo agradecerá.

Consejo # 12

Cómprese el kamasutra el antiguo libro de la india sobre las relaciones sexuales, véalo junto a su esposa, claro no haga un habito de ello, porque luego se puede hacer, un habito.

Rompa la rutina sea espontaneo.

Estudie, lea sobre el tema, edúquese, usted se lo merece su pareja y el resto del mundo se lo agradecerán.

Ejercítate

El ejercicio: Es cualquier día de la semana, llego a la casa prendo la televisión y aparece alguien, promocionando una máquina de hacer ejercicios, he visto estos anuncios y promociones en los últimos anos y es como si una fiebre, de maquinas de ejercicios nos hubiera invadido, hay tantas maquinas de hacer ejercicios que creo que podríamos usar una por cada día del año. En América por lo menos somos una sociedad obesa, eso dicen los reportes, nuestros niños son obesos, nuestros jóvenes también, esto nos crea problemas nos marca como propensos a la diabetes y a problemas cardiacos circulatorios, los que saben de negocios, ya se dieron cuenta y lo están aprovechando, a decir verdad el hacer ejercicios es necesario, necesitamos ejercitar nuestros cuerpos, pero vivimos en una época en la que no tenemos tiempo para nada y tampoco espacio, por eso muchas maquinas vienen hechas ahora para guardarlas debajo de la cama, como para que no haya excusa.

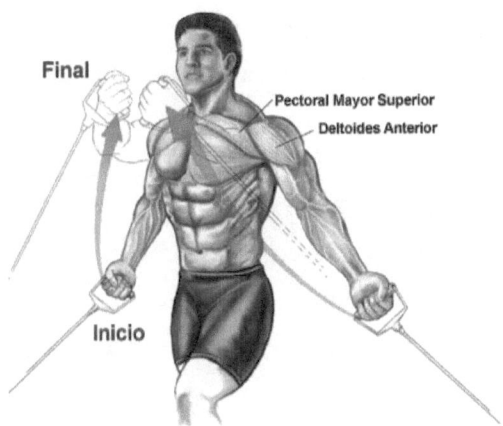

Ejercicios de Musculación

Final

Pectoral Mayor Superior

Deltoides Anterior

Inicio

El ejercicio moderado, es bueno para nuestro cuerpo, el sistema circulatorio, el cerebro, los pulmones en fin todos mejoran. Se dice que unos de los mejores ejercicios es la natación, no solo porque mueve manos, torso y pies si no también, por que al ser en el agua, no ha presión sobre las articulaciones por lo cual es muy bueno para los que sufren de artritis y problemas en las articulaciones.

Otro bueno para el corazón y la circulación en general, es la bicicleta recomiendo la móvil al aire libre, por que integra todo, terminara relajado después de varias vueltas a un parque, claro está, al sol por lógica deben quemarse más calorías que en un cuarto con aire acondicionado.

Hay innumerables modalidades de aeróbicos son buenos pero es mejor si se hace un poco de pesas, por lo menos para tonificar los músculos según algunos reportes se quema más grasa y se baja más de peso, las pesas livianas tonifican los músculos, y le harán sentirse mejor, además dicen dichos reportes que se baja más rápido de peso.

Mucha gente escoge caminar, especialmente en la etapa mediana de la vida, cuando ya no hay ese interés por andar pegando saltos y brincos que pueden hacer a uno doblarse un tobillo o resentirse una rodilla o la espalda.

Caminar no deja de ser una de las actividades más placenteras.

Aconsejo caminar durante una hora cada día a la semana, mínimo una milla diaria, máximo tres de acuerdo a la edad y el requerimiento, si goza de una salud adecuada se puede caminar a un ritmo en cual se logre que la frecuencia cardiaca suba por encima de lo normal, para esto le será necesario conocer su pulso regular y saber medirlo por intervalos una vez lleve más de 10 minutos caminando.

Vístase de ropa ligera, si el clima es muy caluroso.

Y siempre lleve un pote de agua.

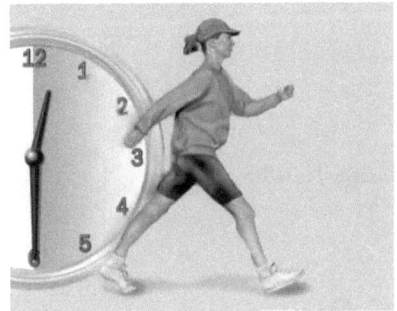

Caminar es un ejercicio agradable y más si se hace,
mientras se habla con alguien en un ambiente que
agrade a la vista, alrededor de un lago, sobre una
superficie suave a la caída del sol o al levantarse este en
la mañana, si no tiene con quien caminar, consígase un
perro y sáquelo a caminar todos los días, sucederá algo
que no sucede con su compañero humano, el perro lo
sacara o lo invitara a salir, vera que interesante es eso.
Le deseo suerte.

Tabla de Deportes y actividades físicas.

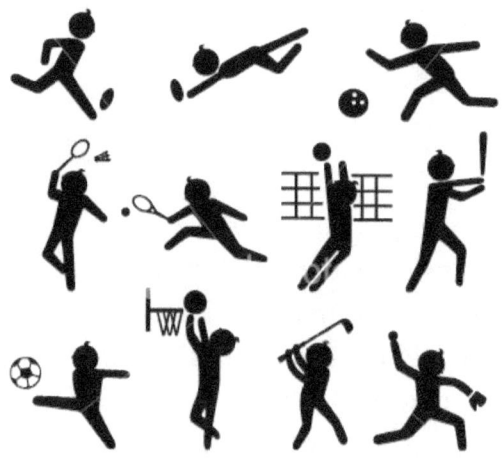

Hasta los 30, Baloncesto, basseball, Socker, Tenis de mesa, Tenis de Campo, volleyball, badmington,en fin todos los deportes rápidos y que requieren mucho esfuerzo físico.

De los 30 a 50: Softball, golf, trotar, caminar.

60- 100. Caminar, golf.

La natación y el ciclismo se pueden practicar a cualquier edad y otros deportes suaves se pueden practicar con moderación y dependiendo de la edad. Trotar debe ser sobre superficies suaves.

También el ajedrez, damas y otros juegos de mesa son muy buenos porque relajan la mente y ayudan a desarrollar las relaciones, con otros.

Riquezas verdaderas

La primera riqueza

Es la salvación de tu alma,

la segunda la salud,

la tercera tu familia.

La cuarta tus amigos

La quinta el mundo que habitas,

y lo que trae en el.

Andrés Martínez

El sueño

El sueño; Desde que Dios hizo dormir al hombre, por primera vez, y al despertar encontró a su lado lo más hermoso que el hombre jamás haya podido tener, desde allá, el hombre, ha utilizado el sueno para descansar.
Así que duerma, duerma bien. Duerma 7-8 horas.
Descanse le dará menos ira la gente que duerme poco, se enoja fácil.

- Algunos hablan incoherencias. El sueño es algo

  maravilloso. Es como un alimento para el sistema

  nervioso. **La vista descansa y se recupera**,

  aspecto fundamental actualmente debido al

  tiempo que pasamos con la vista fija en

  televisiones, pantallas y monitores.

- Estudios han demostrado que personas que no duermen lo suficiente tienen una mayor tendencia a **ganar peso** y tener la **presión arterial** más elevada.

- Nuestro **sistema inmunológico** también agradece esas horas de sueño, ya que mientras dormimos también descansa y se prepara para un nuevo día.

- No dormir las horas que necesitamos es un factor de riesgo para padecer **estrés** a medio o largo plazo y estar de mal humor al día siguiente.

Oscurezca la habitación.

Use sabanas limpias con buen olor.

Use buenas almohadas.

Cree un buen ambiente.

- Llévese de mi duerma dele un buen descanso a su cuerpo. En primer lugar, el organismo en general **se repone** de su actividad durante el día, reparando células dañadas.

- El **cerebro** procesa y asimila toda la información que

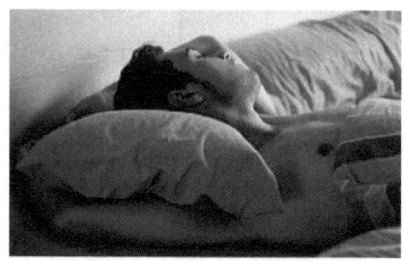

ha recibido mientras dormirnos. Si no le damos

tiempo suficiente esta función no se completa.

Además tampoco podremos desconectarnos de

nuestra actividad para estar despejados al día

siguiente.

Las cosas más importantes y
necesarias de la vida,
Usualmente venimos con ellas
y no las apreciamos
Porque ya nos acostumbramos a ellas.

Dr. Andrés Martínez

El agua

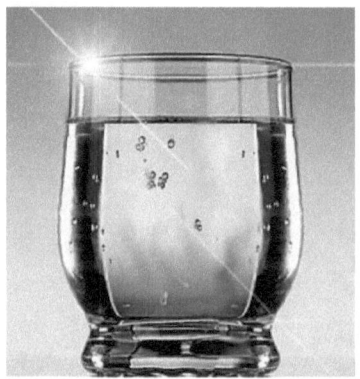

Esto es simple tome agua.

    Los jugos no sustituyen el agua.

El alcohol, vino, vodka, no sustituyen el agua.

    La leche no sustituye el agua.

Y todos cuestan más y valen menos. De todos los liquidos que existen el mas subestimado es el agua y quizás el mas necesario.

    Dr. Andrés Martínez

EL TOMAR AGUA COMO TRATAMIENTO

Hay mucho que decir en lo referente a tomar agua, como tomarla y en qué cantidad tomarla. En revistas, periódicos y en la red existen muchos artículos que se refieren a este tema que nos pueden ilustrar mejor sobre el consumo de este elemento líquido muy importante para nuestras vidas.

Te daré algunas pautas en lo referente a su correcto consumo.

¿CÓMO TOMAR?

El agua representa el 70% del peso de las células, por lo tanto tomando agua se fortalecen las células de la piel, logrando "humectarla", limpiarla y mantener su elasticidad. El ingerir agua va quitando la necesidad de comer y para las personas ansiosas que comen cada rato, ésta es una buena alternativa.

Con la suficiente cantidad de agua, los riñones se encargan de que la grasa que comemos, en vez de ser guardada en el cuerpo, sea usada como energía (o sea, con el tiempo, eliminada).

Sin lo necesario, esa tarea la termina haciendo el higado. Por lo tanto el hígado termina haciendo a medias una tarea, y descuidando otras para las que en realidad fue hecho.

El cuerpo cuando nota que falta agua, lo que hace es guardar lo mejor que puede esa agua que le queda. Guarda afuera de las células y eso produce una "hinchazón" en el cuerpo. Lo mejor para esto es darle agua como para que sepa que tiene, y que no guarde al divino botón (innecesariamente),ósea, para evitar guardar agua, hay que tomar más agua.

Elimina toxinas, desechos del cuerpo y grasas, y mejora las defensas del cuerpo, por lo tanto ayuda a mejorar la salud y belleza del cuerpo en general, evitando enfermedades e infecciones. Es recomendado tomar agua antes y después de alguna actividad o ejercicio físico para evitar, por ejemplo, calambres. El agua lubrica mejor las articulaciones y mejora la resistencia de músculos y ligamentos.

Tomar agua fría unos 20 minutos antes de comer, cierra un poco el estómago, lo que hace que uno no se desbande tanto con "lo ingerido". Incluso algunos nutricionistas recomiendan para una mejor digestión, no tomar nada desde unos 20 minutos antes de comer, y hasta una hora después de terminar.

BEBA AGUA CON EL ESTOMAGO VACÍO.

¿CUÁNTO TOMAR?

Generalmente, como "norma universal" en todos los artículos sobre el tema se recomiendan 2 litros diarios, lo que vienen a ser unos 8 vasos de agua por día, distribuidos en las 24 hs. Existe una fórmula para calcular cuánto de agua debemos de consumir por día: Peso en kg / 30 = litros de agua a tomar...

También podemos de manera subjetiva, ver nuestra piel, una piel seca es signo de que debemos tomar más agua, ojo agua no sodas o jugos, una piel que al halarla regresa hacia atrás lentamente, puede ser que este deshidratada, sentir sed, es una señal propia de nuestra fisiología de que necesitamos agua.

¿SE PUEDE CURAR ENFERMEDADES CON AGUA?

El agua es un buen vehículo para "arrogar" fuera todo tipo de excesos y toxinas que el cuerpo almacena, el poseer toxinas en grandes cantidades, el experimentar mucho estrés, entre otras cosas hace que el sistema inmunológico baje y es cuando las enfermedades aparecen. El tratamiento del agua ha sido de mucho éxito para la sociedad médica japonesa, con una cura de hasta 100% para las siguientes enfermedades: Dolor de cabeza, dolor de cuerpo, sistema del corazón, artritis, taquicardia, epilepsia, exceso de gordura, bronquitis, asma, TB, meningitis, enfermedades urinarias y del riñón, vómitos, gastritis, diarrea, diabetes, hemorroides, todas las enfermedades del ojo, constipación, útero, cáncer y desordenes menstruales, enfermedades del oído, nariz y garganta, etc.

TRATAMIENTO DIARIO

1) Al levantarse en la mañana y antes de lavarse los dientes, beba 4 x 160ml (5.5 onzas) vasos de agua.
2) Lávese y límpiese la boca pero no coma o beba nada por 45 minutos.
3) Después de los 45 minutos puede comer y beber normalmente.
4) Después de los 15 minutos de desayuno, almuerzo y cena no debe comer o beber nada por 2 horas.
5) Aquellas personas mayores o enfermas que no puedan beber 4 vasos de agua al principio (por ejemplo pacientes que reciben diálisis) pueden comenzar por tomar un vaso de agua y gradualmente aumentar la cantidad hasta 4 vasos por día.
6) El método del tratamiento librará de enfermedades a los enfermos y a las demás personas podrán disfrutar de una vida más sana.

La siguiente lista nos da el número de días que el tratamiento requiere para curar, aliviar, controlar y reducir las principales enfermedades:

Presión Alta - 30 días

Gastritis - 10 días

Constipación o estreñimiento - 10 días

Diabetes - 30 días

Cáncer - 180 días

Artritis - 3 días en la primera semana y en la segunda, todos los días.

Una recomendación sencilla tome agua tibia o caliente después de las comidas, no fría, ya que la digestión se retarda ocasionando irregularidades en la misma, pudiendo producir dispepsias e indigestiones no deseadas. Inclusive algunos entendidos afirman que predispone a las lesiones precancerosas. Con esto no pretendemos reemplazar los tratamientos médicos que se siguen.

Es un buen complemento y verá que usted se sentirá mejor cada día que pasa. No tenga miedo, no tiene nada que perder y mucho por ganar. No se olvide que el agua es vida.

Conclusion

La salud debe ser vista desde un punto de vista integral, espíritu, alma y cuerpo deben ser vistos, como parte de un conjunto, que debe ser tratado entendiendo que el bienestar de una parte depende de la otra, un cuerpo enfermo, llevara a todas partes un alma abatida y un espíritu triste y viceversa un alma o espíritu abatida terminara enfermando al cuerpo que los lleva a todas partes.

Las enfermedades Psicosomaticas son aquellas en las que el psiquis actua y afecta al soma o sea la psiquis=mente afecta al psoma= cuerpo, son las mas estudiadas, pero un espíritu triste afectar al cuerpo y la mente. Un cuerpo enfermo al mirarse se mirara con lastima y esto desencadenara una reacción en cadena peligrosa. Por lo tanto le doy una serie de consejos a continuación, los cuales le invito a poner en practica.

Recuerden:

Lea diariamente (le ayudara la mente y enriquecerá el espíritu)

Vaya a la iglesia aunque sea un día a la semana, nunca se de el lujo de faltar. (Ayudara tu espíritu)

Vacacione aunque sea en el patio de su casa. (Ayudara tu alma)

Descanse un día a la semana. (Ayudara tu cuerpo)

Camine mínimo tres días o todos los días. (Ayudara tu cuerpo espíritu y alma)

Coma fruta, use especias, vegetales (cuerpo)
"La primera riqueza es la salud". (Ralph Waldo Emerson)

Relaciónese con gente positiva. (Esto es bueno para tu espíritu y alma)

"La mejor medicina es un ánimo gozoso". (Salomon)

Duerma bien.zzzzzzzzzzzzzzzzzzzzzzzzzzzzzzzzzz.
(Cuerpo y mente)
"Que tu alimento sea tu única medicina". (Hippocrates)

Déjese confrontar, por su esposa, hijos, amigos, (le ayudara a crecer mental y espiritualmente)

Ríase a menudo, hasta cuando cometa un error ríase solo.

"Lo más importante de la curación consiste en querer ser curado". (Séneca).

Anime a la gente, en la que confía a evaluarlo y ponga esto en balanza. (Su corazón se lo agradecerá)

"La libertad y la salud se asemejan: su verdadero valor se conoce cuando nos faltan". (Henri Becque)

Mantén una actividad por 21 días y se hará un habito

Síguela por seis meses y no podrás cambiarla.

Recopilado por: Dr. Andrés Martínez.

Como dijera alguien, cuando pagamos un libro, no pagamos lo que tiene, solo el costo de impresión y el material del que está hecho.

Por lo tanto los consejos aquí dado son invaluables.

Este libro no fue hecho para curar a nadie, solo para darle ideas para que viva mejor. Son ideas, prácticas, aplíquelas.

Suerte y que Dios te bendiga.

Dr. Andrés Martínez

Bibliografia

The makers diet, Jordan S, Rubin
Editorial Siloam, a Strang company.Lake mary fl.
2004-2005

Victoria sobre las emociones, consejería bíblica. June
Hunt . ClC editorial, esperanza para el Corazón. 2010.

Santa Biblia Reina Valera 1960.Gary colllins y Sergio
mijango , Editorial Portavoz. 2010.

WebMD Pagina para médicos en la internet.

Grandes verdades sobre el ayuno, publicado por Puertas
de Sion.

Medscape Pagina para médicos en la internet,